BEI GRIN MACHT SICH IHR
WISSEN BEZAHLT

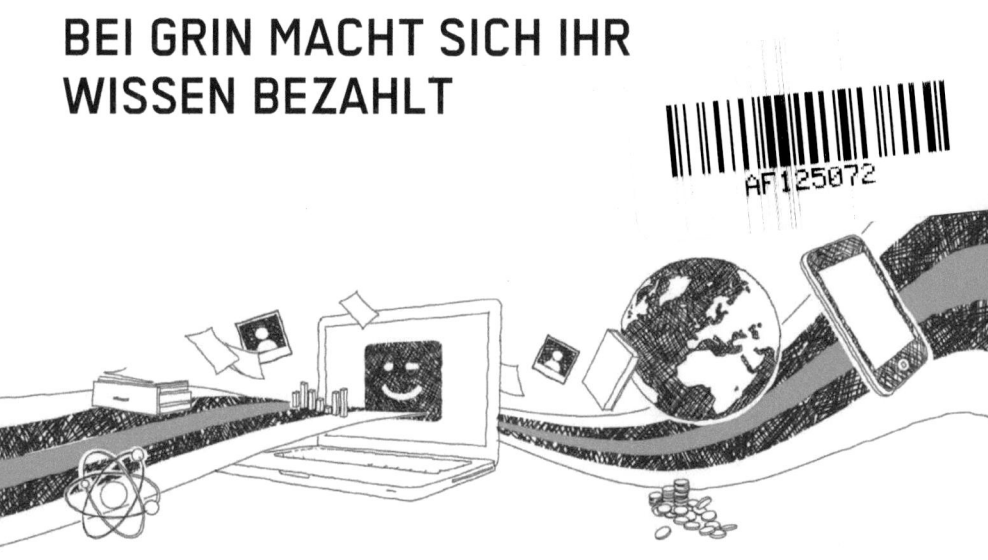

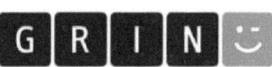

Bibliografische Information der Deutschen Nationalbibliothek:

Die Deutsche Bibliothek verzeichnet diese Publikation in der Deutschen National-
bibliografie; detaillierte bibliografische Daten sind im Internet über http://dnb.d-
nb.de/ abrufbar.

Impressum:

Copyright © 2012 GRIN Verlag, Open Publishing GmbH
Druck und Bindung: Books on Demand GmbH, Norderstedt Germany
ISBN: 978-3-668-18922-5

Dieses Buch bei GRIN:

http://www.grin.com/de/e-book/319690/pflegephaenomen-schmerz-messung-aus-
wirkungen-und-pflegerische-interventionsmassnahmen

Martin M. Müller

Pflegephänomen Schmerz. Messung, Auswirkungen und pflegerische Interventionsmaßnahmen

GRIN Verlag

GRIN - Your knowledge has value

Der GRIN Verlag publiziert seit 1998 wissenschaftliche Arbeiten von Studenten, Hochschullehrern und anderen Akademikern als eBook und gedrucktes Buch. Die Verlagswebsite www.grin.com ist die ideale Plattform zur Veröffentlichung von Hausarbeiten, Abschlussarbeiten, wissenschaftlichen Aufsätzen, Dissertationen und Fachbüchern.

Besuchen Sie uns im Internet:

http://www.grin.com/

http://www.facebook.com/grincom

http://www.twitter.com/grin_com

Martin M. Müller

Pflegephänomen
Schmerz

Inhalt

Abkürzungsverzeichnis

%	-	Prozent
BESD	-	Beurteilung von Schmerzen bei Demenz
BPS	-	Behavior-Pain-Scale
cm	-	Zentimeter
CPOT	-	Critical-Care Pain Observation Tool
ed.	-	Edition
Eds.	-	Herausgeber
et al.	-	et alii, -ae
e.V.	-	eingetragener Verein
FLACC	-	Face, Legs, Activity, Cry, Consolability Verhaltensskala
i.d.R.	-	in der Regel
KUSS	-	Kindliche Unbehagens- und Schmerzskala
mg	-	Milligramm
n	-	Anzahl, Häufigkeit
NANDA	-	Northern American Nursing Diagnosis Association
NRS	-	Numerische Rangskala
od.	-	oder
PAINAD	-	Pain Assessment in Advanced Dementia
S.	-	Seite
VAS	-	Visuelle Analogskala
WHO	-	Weltgesundheitsorganisation

Einleitung

Schmerz ist ein sehr komplexes Thema. Es ist jedoch wichtig, Schmerz richtig zu verstehen, um ihn behandeln zu können. McGillion et al. (2011) beschreiben, dass schmerzbedingter Irrglaube bei Angehörigen von Gesundheitsberufen oft zu einer ineffektiven postoperativen Schmerzeinschätzung beitragen. Die Pflege ist scheinbar noch nicht ausreichend für Schmerz sensibilisiert. So hat eine amerikanische Studie herausgefunden, dass Pflegende im Hinblick auf Schmerzen von älteren Menschen nicht ausreichend darauf eingegangen sind. Die Schmerzeinstellung war bei der untersuchten Population mangelhaft. Die Autoren fordern eine Verbesserung des Schmerzmanagements in interprofessioneller Zusammenarbeit (Brown & McCormack, 2006). Ziel dieser Hausarbeit ist es, das Pflegephänomen Schmerz wissenschaftlich aufzuarbeiten. Ein wichtiges Augenmerk wird dabei auf pflegerische Interventionen gelegt, denn bereits jetzt können pflegerische Interventionen nachweislich zur Besserung von Schmerzen führen. So soll eine Basis geschaffen werden, um der Pflege als eigenständige Profession das Thema Schmerz näher zu bringen. Um dieses Ziel zu erreichen, ist es notwendig, einen Gesamtüberblick über dieses Thema darzustellen, und nicht nur auf ein Teilgebiet Bezug zu nehmen.

1 Definition Schmerz

Allgemein definiert wird Schmerz als eine durch Verletzung oder Krankheit verursachte „sehr unangenehme körperliche Empfindung", Schmerz kann auch seelischen Ursprungs sein (Duden, 2012).

Die Medizin versteht unter Schmerz eine Sinnesempfindung, die „durch Erregung von Schmerzrezeptoren" (Boss, Strüngmann, & Wangerin, 2004, S.700) hervorgerufen wird, sehr häufig sind hierbei weitere Sinne, wie beispielsweise der Drucksinn, beteiligt. Es werden verschiedene Schmerzformen unterschieden, die klopfend, brennend, bohrend, lanzinierend, hell, dumpf oder stechend sein können. Der Schmerz ist eine Schutzfunktion des Körpers und ein Kardinalsymptom von Entzündungen. Ab einer gewissen Stärke treten bestimmte vegetative Nebenwirkungen auf, zum Beispiel Hautblässe (Boss et al., 2004).

Weiter wird Schmerz als ein unangenehmes Sinnes- und Gefühlserlebnis beschrieben, „das mit aktuellen od. potentiellen Gewebeschädigungen verknüpft ist od. mit Begriffen solcher Schädigungen beschrieben wird (Bach et al., 2007, S.1722). Außerdem beschreibt der Pschyrembel eine chronische Form des Schmerzes, die den Stellenwert einer eigenständigen Erkrankung inne hat. Die Schmerzbeschreibung erfolgt dann unter Angabe von Körperregionen oder Organsystemen, Zeitpunkte des Auftretens, Schwere sowie der Dauer. Dies geschieht durch Erfragen beim Patienten[1]. Zudem wird zwischen nozizeptivem Schmerz (entzündliche, spastische Herkunft), neuropathischem Schmerz (Nervenschmerzen), Schmerz durch funktionelle Störungen (beispielsweise infolge von Fehlhaltungen) und somatoforme Schmerzen (Schmerz infolge von psychischen oder psychosozialen Problemen) (Bach et al., 2007). Zudem ist in der Literatur ein Phantomschmerz beschrieben, der beispielsweise nach Amputationen im Bereich des amputierten Gliedes auftritt (Menche et al., 2007). Diese pathophysiologisch ausgerichteten Definitionen sind für das pflegerische Verständnis von Schmerz nicht ausreichend.

Das Lehrbuch „Pflege heute" weist darauf hin, dass Schmerz immer dann vorhanden ist, wenn Betroffene angeben, dass sie Schmerzen haben. Es wird weiter beschrieben, dass der Schmerz vor allem aus drei Komponenten, sensorisch-diskriminativ (Wie wird der Schmerz wahrgenommen?), kognitiv-evaluativ (Wie wird der Schmerz bewertet?) und affektiv-motivativ (Wie wird der Schmerz erlebt?), besteht (Menche et al., 2007). So werden hier auch Ebenen des Erlebens von Schmerz angesprochen. Akute

---

[1] Folgend wird aus Gründen der Vereinfachung die männliche Wortform verwendet, i.d.R. ist ebenfalls die weibliche Form gemeint.

Schmerzen werden weiter als ein Warnsignal definiert, das „meist auf eine fassbare Gewebeschädigung zurück[geht]" (Menche et al., 2007, S.561). Chronischer Schmerz hingegen ist dann gegeben, „wenn die Schmerzen über einen längeren Zeitraum andauern, als der Körper üblicherweise für die Heilung einer bestimmten Schädigung bräuchte" (Menche et al., 2007, S.561).

Als Antonym zum Begriff Schmerz, kann Analgesie angeführt werden. Unter Analgesie wird allgemein Schmerzlosigkeit und die Aufhebung der Schmerzempfindung verstanden, die iatrogen (durch Narkose und Schmerztherapie) und infolge von geschädigten schmerzsensitiven Nervenbahnen (Kombination von Analgetika und Sedativa) zustande kommt (Bach et al., 2007). Jedoch beschreibt der Nationale Expertenstandard Schmerzmanagement in der Pflege bei akuten Schmerzen vom DNQP, dass Patienten schmerzfrei sein sollten oder „Schmerzen von nicht mehr als 3/10 in Ruhe bzw. 5/10 unter Belastung oder Bewegung analog der Numerischen Rangskala" haben sollten (Osterbrink, Schüßler, & Gnass, 2012, S.337). So kann also auch ein erträglicher Schmerz dem Schmerzbegriff als Antonym entgegenstehen.

2 Einflussfaktoren auf Schmerz

Die Literatur beschreibt verschiedene Einflussfaktoren auf das Pflegephänomen Schmerz. Diese Einflussfaktoren kann man in positive und negative einteilen, beide stellen in Bezug auf Schmerzen wichtige Kriterien dar. Die negativen Faktoren sind in Bezug auf das Auftreten von Schmerzen zu beachten, die positiven Faktoren können bei der Therapie von Schmerzen hilfreich sein. Deshalb werden im Folgenden beide Arten von Einflussfaktoren dargestellt.

2.1 Negative Einflussfaktoren

Ein gewichtiger Einflussfaktor auf Schmerz ist die offene Operation, die eine hohe Belastung für Patienten in Bezug auf Schmerzen darstellt (Menche et al., 2007). Jeder Operation geht im Normalfall eine Erkrankung voraus, Nelson et al. (2001) haben untersucht, welche Symptome bei schwerkranken Krebspatienten vorhanden sind. „Between 55% and 75% of ESAS *(Edmonton Symptom Assessment Scale)* responders reported experiencing pain" (Nelson et al., 2001, S.277). So können ebenfalls verschiedene Erkrankungen Einfluss auf Schmerzen nehmen. Der Umfang dieser Arbeit schließt es aus, jede einzelne Erkrankung, die einen Einfluss auf Schmerzen hat, zu nennen. Die Studie fand auch heraus, dass bei verschiedenen Interventionen auf der Intensivstation der Schmerz signifikant stieg (Nelson et al., 2001). Also nehmen auch medizinische und pflegerische Interventionen Einfluss auf das Phänomen Schmerz.

Eine italienische Studie untersuchte den Zusammenhang zwischen akuten Schmerzen im lumbalen Wirbelsäulenbereich und im Gesundheitswesen tätigen Personen, die körperlich behinderten Menschen helfen. Es zeigte sich eine Prävalenz von 13 bis 14% für 100 Personen pro Jahr. „This therefore appears to confirm the positive ratio between episodes of low back pain and duties involving assistance to disabled patients" (Colombini et al., 1999, S.229). So kann darauf geschlossen werden, dass bestimmte Tätigkeiten Einfluss auf Schmerzen nehmen. Selbige Studie verglich auch den Unterschied zwischen Frauen und Männern, mit dem Ergebnis, dass Männer eine 9% und Frauen eine 11% Prävalenz aufwiesen. Bei einer pharmakologischen Störung stieg die Prävalenz sogar auf 13,8% bei Männern und 26,9% bei Frauen (Colombini et al., 1999). So nimmt auch das Geschlecht Einfluss auf das Phänomen.

Marco et al. (2010) beschreiben in ihrer prospektiven, beobachtenden, deskriptiven Studie mit 286 Teilnehmern keine signifikant statistischen Zusammenhang zwischen dem angegebenen Schmerzgrad und dem Geschlecht. Jedoch fanden sie heraus, dass jüngeres Alter, Krankenversicherung, erhöhte Anzahl von Notaufnahmebesuchen und niedriger Bildungsstand mit höheren Schmerzgraden assoziiert waren.

Eine qualitative Studie der Universität Texas untersuchte an 75 Probanden kulturelle Unterschiede im Erleben von Tumorschmerzen. Es nahmen 22 weiße Menschen, 15 Hispanics, 11 Afro-Amerikaner und 27 Asiaten teil. „White patricipants focus on how to control their pain (...), African American (...) minimize their pain. (...) Hispanics behave stoically toward pain. Finally, Asian (...) might inhibit them from expressing pain" (Im et al., 2009, S.9). Demnach sollten auch kulturelle Unterschiede als Einflussfaktoren auf das Phänomen Schmerz angesehen werden. Diese Aussage wird durch eine weitere Studie gestützt, in der Asiaten eine niedrigere Schmerzgrenze zur Hitze und eine höhere Schmerzempfindlichkeit aufzeigten. Diese Studie beschreibt ebenfalls das Alter als weiteren Einflussfaktor (Mailis-Gagnon et al., 2007).

In einer japanischen Studie wurden Risikofaktoren für Menstruationsschmerzen und Menstruationsprobleme untersucht. Menstruationsschmerzen standen mit Stress, hoher Temperatur und Luftfeuchtigkeit, Alter, BMI und der Anzahl der Geburten im Zusammenhang (Nohara, Momoeda, Kubota, & Nakabayashi, 2011). „Our results from this large scale study are (...) indicating that stress is an important factor affecting (...) menstrual pain" (Nohara et al., 2011, S.233).

Dengler-Crish et al. weisen mit einer Studie nach, dass kindliche Erfahrungen mit funktionellen Bauchschmerzen langfristig zu Veränderungen im Prozess der Verarbeitung von nozizeptiven Informationen im zentralen Nervensystem führen können. Woraus sich eine Chronifizierung der Schmerzen ableiten ließe (Dengler-Crish, Bruehl, & Walker, 2011). Festhalten kann man also, dass auch der Schmerz selbst ein Einflussfaktor für Schmerz darstellt.

2.2 Positive Einflussfaktoren

Forscher der Universität Michigan haben den Zusammenhang zwischen sozialer Verbundenheit und der Genesung nach größeren Operationen untersucht. Dabei stellten sie fest, dass Patienten, die ein größeres soziales Umfeld angaben, niedrigere präoperative Schmerzintensitäten angegeben haben (Mitchinson, Kim, Geisser, Rosenberg, & Hinshaw, 2008). Zudem „considerably less pain intensity unpleasantness, and opiate use were associated with increasing social network size during the first 5 postoperative days" (Mitchinson et al., 2008, S.292).

Vincent et al.(2010) beschreiben, dass das Zeigen von spezifischen Naturbildern, beispielsweise Landschaftsbildern, eine signifikant geringere Schmerzwahrnehmung zur Folge hat, als es Menschen haben, die solche Bilder nicht gezeigt bekommen.

In einer prospektiven Studie mit 89 Teilnehmern, untersuchten Walch et al. die Wirkung des Sonnenlichts auf die Analgetikagabe bei Wirbelsäulenoperationen. Die Interventionsgruppe (n=44) wurde auf der Westseite, der hellen Seite, die Kontrollgruppe (n=45) auf der Ostseite, der dunklen Seite, untergebracht. Beobachtet wurden unter anderem die Schmerzmittelgabe und die subjektive Schmerzeinschätzung der Probanden. Im Verlauf der Studie hatte die Interventionsgruppe 46% mehr direktes Sonnenlicht. Die Kontrollgruppe erhielt im Vergleich zur Interventionsgruppe 28,3% mehr opioide Analgetika, zudem benötigte die Kontrollgruppe generell mehr Analgetika. Bei der Entlassung berichteten die Probanden der hellen Seite marginal weniger Schmerzen als die Probanden der Kontrollgruppe (Walch et al., 2005). Demzufolge hat direktes Sonnenlicht einen positiven Effekt auf Schmerz.

Verschiedene Studien sind zu dem Ergebnis gekommen, dass beruhigende Musik positive Auswirkungen auf die Reduktion von Schmerzen hat (Nilsson, 2008). Nilsson et al. (2003) führten eine randomisierte kontrollierte Studie zu diesem Einflussfaktor durch. Sie teilten die 151 Probanden in eine Interventionsgruppe ein, die intraoperativ Musik hörte (n=51), eine Interventionsgruppe, die postoperativ Musik hörte (n=51) und eine Kontrollgruppe, die „white noise" (Nilsson et al., 2003, S.699) hörte (n=49). Es wurde jeweils der Schmerz anhand der Numerischen Rangskala (0-10) erfragt. Die erste Interventionsgruppe gab nach einer Stunde / zwei Stunden Schmerz von NRS 2,6 / 1,8, die zweite Interventionsgruppe 2,7 / 1,7 an. Die Kontrollgruppe gab 3,6 / 2,6 auf der Numerischen Rangskala an. Zudem wurde festgehalten, wie viele Schmerzmittel die Probanden benötigten. Die erste Interventionsgruppe benötigte 1,6 mg Morphin in der ersten Stunde, die zweite Interventionsgruppe 1,2 mg und die Kontrollgruppe 2,5 mg (Nilsson et al., 2003). „The results of this study demonstrate that music may reduce the patient's perception of postoperative pain (Nilsson et al., 2003, S.702).

3 Schmerzmessung

Die American Society for Pain Management Nursing beschreibt in ihrem Positionspapier: „Whenever possible, the existence and intensity of pain are measured by the patient's self-report" (Herr et al., 2006, S.44). Wichtig ist also bei der Schmerzmessung immer, dass, trotz der Vielzahl an Assessmentinstrumenten, die patienteneigene Aussage für die Schmerzeinschätzung am wichtigsten ist. Die folgenden Instrumente sind nur ausgewählte Beispiele für das Schmerzassessment, dennoch bildet diese Auswahl die wichtigsten Instrumente und den größten Teil der gesamten Bandbreite beispielhaft ab.

3.1 Selbsteinschätzung

In der einschlägigen Literatur findet man verschiedene standardmäßig angewandte Assessmentinstrumente zur Einschätzung von Schmerzen. So benennt der Pschyrembel beispielsweise die Numerische Rangskala (NRS) und die Visuelle Analogskala (VAS) (Bach et al., 2007). Die Numerische Rangskala ist ein Instrument, das in Papierform oder mündlich anzuwenden ist. Anhand dessen kann der Patient seine gefühlte Schmerzintensität an einer Zahl von null bis zehn festmachen, zehn steht dabei für den stärksten vorstellbaren Schmerz und null für keine Schmerzen. Die Visuelle Analogskala „besteht aus einer 10 cm langen, horizontalen Linie, deren eines Ende mit „keine Schmerzen", das andere mit „stärkster vorstellbarer Schmerz" markiert ist. Der Patient markiert auf der Linie die Stelle, die er der eigenen Schmerzstärke zuordnen würde" (Menche et al., 2007). Die beschriebenen Assessmentinstrumente unterstützen die Selbsteinschätzung der Person, die die Schmerzen hat, und sorgen für eine Objektivierung der vorhandenen Schmerzen.

3.2 Fremdeinschätzung

Diese Assessmentinstrumente sind jedoch nicht für jede Patientengruppe geeignet, da der Patient hier kognitiv dazu in der Lage sein muss, diese Instrumente zu verstehen. Der Pschyrembel beschreibt ein weiteres Assessmentinstrument zur Schmerzeinschätzung bei sedierten Patienten, die Behavior-Pain-Scale (BPS). Auch beschreibt er verschiedene Vitalparameter, anhand denen Schmerzen gemessen werden können, beispielsweise Tachykardie, Hypertonie und Mimik (Bach et al., 2007). Hierzu ist jedoch zu sagen, dass durch eine Veränderung der Parameter nicht immer zwischen Schmerz anderen ausschlaggebenden Faktoren unterschieden werden kann. Auch können sie nicht sicher eine Abwesenheit von Schmerz darstellen (Herr et al., 2006). Diese letztgenannten Assessmentinstrumente sind für die Fremdeinschätzung der Schmerzen vorgesehen. Sie werden also von einer Pflegekraft an einem Patienten angewendet, um gegebenenfalls vorhandene Schmerzen feststellen zu können.

Man kann in der Literatur eine „Hierarchy of Pain Assessment Techniques" (Herr et al., 2006, S.45) vorfinden, an die sich Pflegende bei der Schmerzeinschätzung halten können. Als erstes steht hier die bereits beschriebene Selbsteinschätzung der betreffenden Person. Sollte diese nicht möglich sein, werden weitere Beobachtungen benötigt. An zweiter Stelle steht die Suche nach potentiellen Gründen, die Schmerzen verursachen können. Es werden beispielsweise chirurgische Eingriffe und Wundbehandlungen benannt. In einem weiteren Schritt sollte bei Abwesenheit der Selbsteinschätzung Wert auf die Beobachtungen des Verhaltens der betreffenden Person gelegt werden. Hierbei können auch Assessmentinstrumente eingesetzt werden. In einem vierten Schritt wird empfohlen, dass zum Beispiel Angehörige zu Rate gezogen werden, die Auskunft über vorangegangene Schmerzerfahrungen und Reaktionen der Personen geben können. Als letzter Schritt wird gesagt, dass bei Auffälligkeiten versuchsweise Analgetika gegeben werden können. Treten dann Verbesserungen auf, kann man von vorher vorhandenen Schmerzen ausgehen (Herr et al., 2006). Folgend werden nun ausgewählte Assessmentinstrumente, wie im dritten Schritt beschrieben, für verschiedene Patientengruppen vorgestellt.

Schmerzeinschätzung bei Kindern

Fournier-Charriere et al. (2008) entwickelten ein Assessmentinstrument zur Einschätzung von Schmerzen bei jungen Kindern in Notaufnahmestationen. Dieses Instrument umfasst fünf Items, Folgsamkeit, Grimassieren, Bewegung, Haltung und Interaktion mit der Umgebung. Für jedes Item können null bis drei Punkte vergeben werden. Das Instrument wurde in einer Studie mit einem Cronbach-Koeffizienten von 0,83 bis 0,92 validiert.

Ein weiteres Assessmentinstrument für Kleinkinder ist die Kindliche Unbehagens- und Schmerzskala (KUSS). Hier werden ebenfalls in fünf Items (Weinen, Gesichtsausdruck, Rumpfhaltung, Beinhaltung und motorische Unruhe) null bis zwei Punkte vergeben. Es wird darauf hingewiesen, dass ab 4 Punkten eine analgetische Intervention folgen sollte. Die KUSS ist für die Erfassung postoperativer Schmerzen konzipiert und validiert (Reinhold, 2010).

Voepel-Lewis et al. haben die Face, Legs, Activity, Cry, Consolability (FLACC) Verhaltens-Skala validiert. Bei dieser Skala können in den genannten fünf Bereichen ebenfalls jeweils null bis zwei Punkte vergeben werden. Es werden jeweils verschiedene beobachtbare Verhaltensweisen dokumentiert. Im Bereich des Gesichts sind smile, occasional grimace und frequent to constant frown formuliert, im Item Bein werden normal position, restless und kicking beobachtet. Im Punkt der Aktivität werden normal position, shifting back and forth und rigid bewertet. Weinen geht von Wimmern bis hin zu Schreien. Im letzten Item wird auf Entspannung, reassured by occasional touching und difficult to console or comfort eingegangen. Um die Skala zu validieren, wurden von drei Intensivpflegekräften 73 Beobachtungen an 29 intensivpflichtigen Patienten, die keine Auskünfte über ihre Schmerzen geben konnten, und acht Kindern durchgeführt. Die Forschergruppe fand heraus, dass diese Verhaltensskala sehr valide ist, um Schmerzen bei einer solchen Patientengruppe festzustellen (Voepel-Lewis, Zanotti, Dammeyer, & Merkel, 2010). Diese Skala kann folglich bei Kindern und sedierten Patienten Verwendung finden. Jedoch ist zu beachten, dass bei dieser Studie nur acht Kinder betrachtet wurden, so ist die Validität hierfür nicht zwingend gegeben.

Schmerzeinschätzung bei sedierten Patienten

Die bereits genannte Beavior-Pain-Scale ist für die Einschätzung der Schmerzen bei sedierten Patienten validiert. Bei diesem Assessmentinstrument können für drei Items bis zu vier Punkte vergeben werden. Die Items sind Gesichtsausdruck, Bewegungen der oberen Extremitäten und Compliance mit der mechanischen Beatmung. Dieses Instrument wurde an 30 Patienten getestet und ebenfalls als valide und reliabel für Schmerzeinschätzung eingestuft (Aissaoui, Zeggwagh, Zekraoui, Abidi, & Abouqal, 2005).

Das Critical-Care Pain Observation Tool (CPOT) ist ebenfalls zur Schmerzeinschätzung bei sedierten Patienten geeignet. Hierbei werden ähnlich zur Behavior-Pain-Scale der Gesichtsausdruck, Körperbewegung und Compliance mit dem Tubus beobachtet, zudem wird auch auf Muskelspannung eingegangen. Dieses Instrument berücksichtigt auch den Patienten im Anschluss an die Extubation, da man das Item der Compliance mit dem Tubus gegen das Item der Vokalisation austauschen kann (Gélinas, Fillion, Puntillo, Viens, & Fortier, 2006). So kann dieses Assessmentinstrument beispielsweise postoperativ in Aufwachräumen angewandt werden.

Schmerzeinschätzung bei dementen Patienten

Auch bei der Patientengruppe, die eine ausgeprägte Demenz aufzeigt, ist es wichtig, ein geeignetes Einschätzungsinstrument zu nutzen, da auch hier häufig keine Selbsteinschätzung seitens der Patienten möglich ist (Herr et al., 2006). Die Literatur beschreibt für demente Patienten beispielsweise einen Einschätzungsbogen zur Beurteilung von Schmerzen bei Demenz (BESD), diese Skala ist die deutsche Version des Pain Assessment in Advanced Dementia (PAINAD). Bei dieser Skala können in fünf Bereichen jeweils null bis zwei Punkte vergeben werden. Die fünf Bereiche beziehen sich auf Atmung, negative Lautäußerung, Gesichtsausdruck, Körpersprache und Trost (DeutscheGesellschaftZumStudiumDesSchmerzes, 2012).

Ein weiteres Assessmentinstrument für diese Patientengruppe ist die DOLOPLUS-2. Die Skala bewertet zehn schmerzbezogene Verhaltensweisen mit einem Punktwert von null bis drei. Die Verhaltensweisen beziehen sich auf „verbal complaints, facial expressions, protective body postures, protection of sore areas, disturbed sleep, functional impairment in activities of daily living (...), psychosocial reactions such as behavioural problems, and changes in communication or social life" (Holen et al., 2007).

4 Auswirkung und Bedeutung von Schmerz

Die Literatur beschreibt verschiedene Auswirkungen und Bedeutungen des Pflegephänomens Schmerz. Einteilen kann man diese in drei Kategorien, körperliche, psychische und gesellschaftliche Auswirkungen. Im Folgenden werden diese nun dargestellt.

4.1 Körperliche Auswirkungen

So wird Schmerz als ein Problem beschrieben, welches sich in „negative respiratory, cardiovascular, gastrointestinal, renal, neuroendocrine, and autonomic nervous system consequences for patients" (Shertzer & Keck, 2001, S.90) darstellt. Folglich kann festgehalten werden, dass sich Schmerzen auf den gesamten Körper und wichtige Organsysteme auswirken können.

Für die Pflege ist es zudem wichtig zu bedenken, dass Schmerz einer der häufigsten Einschränkungsfaktoren in Bezug auf die Aktivitäten des täglichen Lebens ist und unzureichend behandelter Schmerz Bettlägerigkeit und Pflegeabhängigkeit begünstigt (Osterbrink, 2006). So ist der Schmerz eine mögliche Ursache des Pflegeproblems Immobilität, daraus folgend sind weitere Gefahren definiert, wie beispielsweise die Pneumoniegefahr und die Dekubitusgefahr (Jordan, Becker, & Schmitt, 2009). Hierauf wird im Kapitel 6 weiterführend Bezug genommen.

4.2 Psychische Auswirkungen

Es sollte jedoch nicht nur auf die körperlichen Auswirkungen geschaut werden, auch die psychischen Auswirkungen können von großer Bedeutung sein. In einem narrativen Review, das sich auf 94 Originalarbeiten bezieht, wird ein Überblick über Zusammenhänge zwischen somatischen und psychischen Komorbiditäten gegeben. Grundlage bilden verschiedene Studien, die belegen, dass somatische Erkrankungen häufig mit psychischen Störungen einhergehen. Hier kann der Bezug zu chronischen Schmerzen hergestellt werden, die, wie oben beschrieben, als eigenständige Erkrankung angesehen werden. In diesem Review sind in Studien enthalten, die einen Bezug zwischen psychischen Auswirkungen und Schmerzen untersucht haben. So wurden zum Beispiel Rückenschmerzen in Bezug auf Depressionen und Angst untersucht. Mit dem Ergebnis, dass die meisten psychischen Komorbiditäten, mit den jeweiligen Outcome-Variabeln signifikant negativ assoziierten (Baumeister & Härter, 2005). Man kann also davon ausgehen, dass das Pflegephänomen Schmerz Auswirkungen auf die Psyche der Patienten hat.

4.3 Gesellschaftliche Auswirkungen

Lee et al. (2010) beschreiben eine weiterführende Bedeutung von Schmerzen. Der Schmerz wird als großes Gesundheitsrisiko mit erheblichen wirtschaftlichen und emotionalen Kosten beschrieben. So sind für 80% der Arztbesuche in den Vereinigten Staaten Schmerzen verantwortlich, etwa 10% der Amerikaner geben Schmerzerfahrungen an 100 Tagen oder mehr im Jahr an.

Eine irländische Studie zeigt ökonomische Kosten auf, die chronische, nicht onkologische Schmerzen verursachen. Beachtet wurden für die Studie alle direkten und indirekten Kosten, die zu chronischem Schmerz gehören. Die Kosten für chronische Schmerzen pro Patient und Jahr belaufen sich auf 5.665 € (Raftery et al., 2012).

Nach den Schätzungen der Weltgesundheitsorganisation (WHO) leiden allein 3,5 Millionen Menschen an Schmerzen, die durch Krebs verursacht werden (Osterbrink, 2006)(vgl. Osterbrink, 2006, S.8). „Unabhängig von der Schmerzform beschreibt mindestens jeder zweite Patient im Krankenhaus Schmerzen" (Osterbrink, 2006, S.8). Es ist folglich davon auszugehen, dass Schmerzen erhebliche Auswirkungen auf die Gesellschaft haben. So sollte der Schmerz im Bereich des Gesundheitswesens einen sehr gewichtigen Stellenwert einnehmen.

5 NANDA-Pflegediagnosen zum Phänomen Schmerz

Die Northern American Nursing Diagnosis Association (NANDA) bestimmt zwei Diagnosen, die sich direkt auf das Pflegephänomen Schmerz beziehen, akute Schmerzen (Pain, acute) und chronische Schmerzen (Chronic Pain). Der akute Schmerz ist definiert als „eine unangenehme sensorische und emotionale Erfahrung, die von aktuellen oder potenziellen Gewebeschädigungen herrührt oder mit Begriffen solcher Schädigungen beschrieben werden kann" (Doenges, Moorhouse, & Geissler-Murr, 2003, S.639). Der chronische Schmerz wird weiter als „eine wiederkehrende und periodische (…) oder eine andauernde Beeinträchtigung" (Doenges et al., 2003, S.636) beschrieben.

Weiter benennt die NANDA verschiedene Diagnosen, die entweder Schmerz als Ursache oder als Symptom aufweisen. Im Folgenden werden nun für beide Typen einzelne Diagnosen beispielhaft dargestellt.

5.1 Schmerz als Ursache

Die Akute Verwirrtheit (Acute Confusion), also ein plötzliches „Auftreten von umfassenden, wechselnden Veränderungen und Störungen der Aufmerksamkeit, im Denkvermögen, in der psychomotorischen Aktivität, im Bewusstseinsgrad und/oder im Schlaf/Wachzyklus" (Doenges et al., 2003, S.845), hat den starken Schmerz als möglichen ursächlichen Faktor. Beim ruhelosen Umhergehen (Wandering), einem ziellosen und repetitiven Sich-Fortbewegens und Umhergehens, ist der Schmerz bei den ursächlichen Faktoren als mögliches physiologisches Bedürfnis aufgeführt.

Auch bei der beeinträchtigten körperlichen Mobilität (Impaired Physical Mobility) und der Risikodiagnose der Gefahr eines Immobilitätssyndroms (Risk for Disuse Syndrome) ist Schmerz beziehungsweise starker Schmerz als Ursache oder Risikofaktor benannt.

Als weitere Diagnose kann auch noch die Obstipationsgefahr (Constipation, risk for) angeführt werden. Zwei pharmakologische Risikofaktoren beziehen sich indirekt auf das Phänomen Schmerz, es sind nichtsteroidale Antirheumatika (NSAR) und Opiate angeführt. Beides sind Analgetika, die bei möglichen Schmerzen verabreicht werden und dann die Obstipationsgefahr zur Folge haben können (Doenges et al., 2003).

5.2 Schmerz als Symptom

Die Obstipation (Constipation), „eine Verminderung der normalen Defäkationsfrequenz" (Doenges et al., 2003, S.540), beinhaltet zu den bei der Obstipationsgefahr bereits genannten pharmakologischen Ursachen (NSAR und Opiate), Bauchschmerzen als mögliches Symptom (vgl. Doenges et al. 2003, S.540f.). Weiter wird die Beeinträchtigte Zahnbildung (Impaired Dentition) mit dem möglichen Symptom der Zahnschmerzen beschrieben. Auch die Hautschädigung (Impaired Skin integrity) kann mit dem subjektiven Symptom des Schmerzes einhergehen (Doenges et al., 2003).

6 Pflegerische Interventionen als Maßnahmen gegen Schmerz

In diesem Kapitel wird unter anderem auf die in Kapitel 2.2 beschriebenen positiven Einflussfaktoren auf das Phänomen Schmerz Bezug genommen. Aus diesen Einflussfaktoren lassen sich verschiedene pflegerische Interventionen ableiten, die folgend beschrieben werden.

6.1 Bezug zu positiven Einflussfaktoren

Einen Bezug zu den positiven Einflussfaktoren stellt das Snoezelen dar, bei dem gezielt Musik als Unterstützung eingesetzt wird. Snoezelen ist ursprünglich dafür gedacht, Menschen Entspannung und Ruhe zu ermöglichen. Angesprochen werden hierbei alle Sinne (Sehen, Hören, Tasten, Riechen und Schmecken) mithilfe verschiedener Materialien (Ling, 2010). Eine experimentelle Studie wies nach, dass das Snoezelen bei chronischen Schmerzpatienten eine signifikante Schmerzreduktion zur Folge hatte. Aufgrund der Ergebnisse, wird davon ausgegangen, dass das Snoezelen effektiver ist als bisherige Entspannungsübungen in traditionellen Schmerzkliniken (Schofield, 2002).

Als weitere pflegerische Intervention kann das alleinige Hören von Musik akute Schmerzen verringern, Gehfähigkeit und Zufriedenheit bei Patienten nach Hüft- und Knieoperationen verbessern (McCaffery & Locsin, 2006).

6.2 Sonstige pflegerische Interventionen

In einem narrativen Review sind zwei pflegerische Interventionen gegenübergestellt. Hierbei handelt es sich zum Einen um die Kryotherapie und zum Anderen um die Thermotherapie, also um Kälte- und Wärmetherapie. Definiert ist die Kryotherapie als „the therapeutic application of any substance to the body that removes heat from the body, resulting in decreased tissue temperature" (Nadler, Weingand, & Kruse, 2004, S.395). Die Thermotherapie wird als „therapeutic application of any substance to the body that adds heat to the body resulting in increased tissue temperature" (Nadler et al., 2004, S.397) verstanden. Beide Formen haben verschiedene Indikationen, die Kryotherapie wird beispielsweise bei akuten Traumen und chronischen Schmerzen angewandt. Die Thermotherapie hingegen findet bei akuten Muskelschmerzen und Menstruationsschmerzen Verwendung. Es wird zudem beschrieben, dass die Interventionen auch kombiniert angewendet werden können (Nadler et al., 2004). Im Weiteren werden nun Studien dargestellt, die diese Interventionen auf ihre Wirksamkeit untersucht haben.

In einer randomisierten, kontrollierten Studie, an der 97 neurochirurgischen Patienten nach einer Kraniotomie teilnahmen, wurden die Effekte der Kryotherapie auf Schmerz untersucht. Die Interventionsgruppe erhielt jede Stunde für 20 Minuten Eispackungen, um die Wunden zu kühlen. Drei Stunden nach der Operation waren die Schmerzlevel der Interventionsgruppe und der Kontrollgruppe ähnlich. Nach drei Tagen konnte ein signifikanter Rückgang der Schmerzen in der Interventionsgruppe beobachtet werden, der p-Wert liegt bei 0,021. Die Autoren schlossen aus den Ergebnissen, dass die Kryotherapie Schmerzen kontrollieren kann (Shin, Lim, Yun, & Park, 2009).

Weiter wurde in einer kontrollierten, klinischen Studie die Wirkung von applizierter Kälte auf die Schmerzwahrnehmung bei der Entfernung von Thorax-Saug-Drainagen untersucht. 140 Probanden wurden in eine Interventions- und in eine Kontrollgruppe aufgeteilt, die Interventionsgruppe erhielt vor der Entfernung eine Kältezufuhr. Anhand der Visuellen Analogskala wurden die Schmerzen an verschiedenen Zeitpunkten gemessen, zudem wurde die Hauttemperatur der Austrittstelle der Drainage berücksichtigt. Es wurde ein signifikanter Unterschied der Schmerzwahrnehmung beobachtet. Die Interventionsgruppe gab durchschnittlich einen Schmerz von 3,85 und die Kontrollgruppe einen Schmerz von 5,6 an. So wurde darauf geschlossen, dass die Kältezufuhr Schmerzen effektiv senkt (Ertug & Ülker, 2012). Bei Betrachtung beider Studien, ist davon auszugehen, dass diese pflegerischen Intervention der Kryotherapie als evidenzbasiert anzusehen sind.

In Bezug auf die Thermotherapie wurde in einer randomisierten, einfach verblendeten, kontrollierten Studie an 218 Probanden die sogenannte Phytothermotherapie auf ihre Wirksamkeit gegen Schmerzen untersucht. Die Phytothermotherapie ist eine Behandlung mit gärendem Gras. Beobachtet wurde die Wirksamkeit auf Schmerzen, die durch Arthritis an Hüfte, Knie und lumbaler Wirbelsäule ausgelöst sind. Die Probanden der Interventionsgruppe durchliefen einen Zyklus von zehn Tagen mit dieser Therapieform, die Kontrollgruppe erhielt die reguläre Behandlung der Schmerzen. Mithilfe der Visuellen Analogskala wurden die Schmerzen drei Monate nach der Behandlung erfasst, zusätzlich wurde die Schmerzmedikation auf Veränderungen hin untersucht. In der Kontrollgruppe wurden keine signifikanten Veränderungen festgestellt. Die Interventionsgruppe jedoch hatte eine signifikante Schmerzbesserung und einen Rückgang der Schmerzmedikation zur Folge (Fioravanti, Bellisai, Iacoponi, Manica, & Galeazzi, 2011). Auch diese pflegerische Intervention kann als evidenzbasiert angesehen werden.

Als weitere pflegerische Intervention gegen Schmerzen können verhaltensbezogene Behandlungen angeführt werden. Beispielsweise gehören hierzu Entspannungstechniken, die akuten Schmerz lindern sollen. Ein systematisches Review ist allerdings 1998 zu dem Schluss gekommen, dass durch verschiedene Studien nur eine schwache Evidenz von Entspannungstechniken nachgewiesen werden konnten. Es fehlten jedoch randomisierte, kontrollierte Studien, um eine ausreichende Evidenz beschreiben zu können (Seers & Carroll, 1998). Ein weiteres Review stützt diese Aussage insofern, dass die hier untersuchte verhaltensbezogene Behandlung von chronischen Rückenschmerzen zwar als eine effektive Behandlungsmöglichkeit erscheint, es jedoch noch unbekannt ist, welche Patiententypen den besten Nutzen von welcher Technik haben (VanTulder et al., 2001). Demzufolge besteht hier noch Forschungsbedarf, um diese Interventionen in ihrer Wirkung auf Schmerzen ausreichend zu evaluieren.

Eine ähnliche Studienlage beschreibt ein weiteres Review, das den Einsatz von Aromapflege als Intervention gegen Schmerzen untersucht hat. Die Autoren beschreiben, dass bestimmte ätherische Öle bei Patienten nach einem Apoplex Schulterschmerzen verringern können (Schoberer et al., 2011). Jedoch reicht auch hier die externe Evidenz nicht aus, um diese Interventionen als wissenschaftlich belegt anzuerkennen.

6.3 Perspektive von pflegerischen Interventionen gegen Schmerz

Hier soll die Frage geklärt werden, wie die oben beschriebenen Interventionen in der Praxis eingesetzt werden können und inwieweit sie die medizinischen Interventionen, wie die Gabe von Analgetika, unterstützen können.

Zum einen sind die pflegerischen Interventionen, die sich auf Entspannungsübungen beziehen, nur bedingt evaluiert. So ist es nicht indiziert, diese als Hauptbehandlungsmethode gegen Schmerzen einzusetzen (Seers & Carroll, 1998). Um solche Interventionen standardmäßig einzusetzen, muss die Wirkung zwingend nachgewiesen werden.

Zum anderen wird jedoch gesagt, dass beispielsweise Kryotherapie kosteneffektiv ist und so gut in einem klinischen Umfeld eingesetzt werden kann (Shin et al., 2009). Denn die Verwendung von Eispackungen oder aber auch das Hören von Musik kann kostengünstig eingesetzt werden. Bei der oben beschriebenen, nachgewiesenen Wirkung sollten solche Interventionen Einzug in die Praxis halten. So könnte gegebenenfalls eine Reduktion der teureren Analgetika bewirkt werden. Denn anhand der beschriebenen Phytothermotherapie konnte ein verringerter Verbrauch von Analgetika nachgewiesen werden (Fioravanti et al., 2011).

Fioravanti et al. (2011) treffen zudem die Aussage, dass die untersuchte pflegerische Intervention als valide Alternative zu bisherigen pharmakologischen Behandlungsweisen (beispielsweise durch Analgetika) gelten kann. Dies könnte Patienten unterstützen, die häufig unerwünschte Reaktionen auf Analgetika zeigen.

7 Pflegeergebnisklassifikationen zum Phänomen Schmerz

Es werden bei der Pflegeergebnisklassifikation in verschiedenen Bereichen Pflegeergebnisse zum Pflegephänomen Schmerz definiert. Diese sind im Folgenden auszugsweise dargestellt.

7.1 Bereich III – psychosoziale Gesundheit

Hier ist in der Klasse N der Schmerz als psychische Reaktion angesprochen. Definiert wird dieses Ergebnis als „kognitive und emotionale Reaktion auf körperlichen Schmerz" (Johnson, Maas, & Moorhead, 2005, S.344). Es weisen verschiedene Indikatoren auf das Relevanz des Phänomens hin, beispielsweise Angst vor unerträglichen Schmerzen, Beunruhigung über die Tolerierbarkeit oder Zorn über behindernde Auswirkungen (Johnson et al., 2005).

7.2 Bereich IV – Wissen über Gesundheit und Verhalten

Die Klasse Q (Gesundheitsverhalten), beschreibt ein Outcome, das sich auf den Umgang mit Schmerzen eines Patienten mit solchen bezieht. Das Ergebnis der Schmerzkontrolle sind „persönliche Handlungen, um Schmerzen zu kontrollieren" (Johnson et al., 2005, S.379). Als Indikatoren sind beschrieben, „erkennt den Beginn des Schmerzes (…), Erkennt die Symptome des Schmerzes (…), Verwendet ein Schmerztagebuch (…)"(Johnson et al., 2005, S.379).

7.3 Bereich V – Wahrgenommene Gesundheit

In diesem Bereich befinden sich drei Ergebnisse zum Phänomen, die in der Klasse V (Symptomstatus) verortet sind. Der Schmerz wird als zermürbende Auswirkung beschrieben, „beobachtete oder berichtete zermürbende Auswirkungen von Schmerz auf Emotionen und Verhalten" (Johnson et al., 2005, S.478). Auch das „Ausmaß von berichtetem oder gezeigtem Schmerz" (Johnson et al., 2005, S.479) verdeutlicht das Pflegephänomen Schmerz.

Das Ergebnis der Symptomstärke, „Ausmaß von wahrgenommenen, ungünstigen Veränderungen in der physischen, emotionalen und sozialen Funktionsfähigkeit" (Johnson et al., 2005, S.480), kann auch auf das Phänomen Schmerz bezogen werden, da hier nicht explizit definiert ist, auf welches Symptom sich das Ergebnis bezieht (Johnson et al., 2005).

8 Fazit

Es ist zu erkennen, dass das Pflegephänomen Schmerz sehr vielseitig und komplex ist. Die beschriebenen Faktoren und die Schwierigkeiten des Einschätzens von Schmerzen, erschweren es der Profession der Pflegenden, Patienten mit Schmerzen ein geeignetes Schmerzmanagement zukommen zu lassen. Allein die Tatsache, dass man die Schmerzen einer anderen Person nicht fassen, sehen, greifen oder spüren kann, erschwert die praktische Arbeit mit Schmerzen erheblich. Jedoch kann eine derartig intensive Auseinandersetzung mit dem Thema ein Umdenken zur Folge haben. Jeder der Berufsgruppe zugehörender Kollege und jede Kollegin sollte dazu aufgerufen werden, sehr viel Wert auf dieses Thema zu legen und sich immer wieder kritisch mit dem Erfassen und der Therapie des Schmerzes auseinanderzusetzen.

Ausblick

Diese Arbeit zeigt das Spektrum der Kenntnisse der Profession über das Pflegephänomen Schmerz auf. In Bezug auf die pflegerischen Interventionen gegen Schmerz kann die Pflege hier ein großes Handlungsfeld zur selbstständigen Tätigkeit entwickeln. Durch wissenschaftliche Belege kann die Pflege Patienten eine nachweisliche Schmerzreduktion bieten, ergänzend zum Angebot anderer Professionen, auf Augenhöhe. Hier resultiert also ein Handlungsbedarf, beispielsweise auch die verhaltensbezogenen Interventionen oder die Aromapflege zu erforschen und zu belegen.

Literaturverzeichnis

Aissaoui, Y., Zeggwagh, A. A., Zekraoui, A., Abidi, K., & Abouqal, R. (2005). Validation of a Behavioral Pain Scale in Critically Ill, Sedated, and Mechanically Ventilated Patients. *Anesthesia & Analgesia, 101*(5), 1470-1476.

Bach, M., Witzel, S., Arnold, U., Nagel, G., Vettin, J., Wilck, A., & Paul, T. (Eds.). (2007). *Klinisches Wörterbuch. Pschyrembel.* Berlin: de Gruyter.

Baumeister, H., & Härter, M. (2005). Auswirkungen komorbider psychischer Störungen bei chronischen körperlichen Erkrankungen. *Zeitschrift für Medizinische Psychologie, 14*(4), 175-189.

Boss, N., Strüngmann, A., & Wangerin, G. (Eds.). (2004). *Hexal. Taschenlexikon Medizin* (3 ed.). München: Urban & Fischer.

Brown, D., & McCormack, B. (2006). Determing factors that have an impact upon effective evidence-based pain management with older people, following colorectal surgery: an ethnographic study. *Journal of Clinical Nursing, 15*(10), 1287-1298.

Colombini, D., Cianci, E., Panciera, D., Martinelli, M., Venturi, E., Giammartini, P., . . . N, B. (1999). Acute lumbago due to the manual lifting of patients in wards: prevalence and incidence data. http://www.ncbi.nlm.nih.gov/pubmed/10371816 (Stand: 08.06.2012).

Dengler-Crish, C. M., Bruehl, S., & Walker, L. S. (2011). Increased wind-up to heat pain in women with a childhood history of functional abdominal pain. http://www.ncbi.nlm.nih.gov/pmc/articles/PMC3065651/?tool=pubmed (Stand: 09.06.2012).

DeutscheGesellschaftZumStudiumDesSchmerzes. (2012). Beurteilung von Schmerzen bei Demenz (BESD). http://www.nahrungsverweigerung.de/Contents/BESD.pdf (Stand: 12.06.2012).

Doenges, M. E., Moorhouse, M. F., & Geissler-Murr, A. C. (2003). *Pflegediagnosen und Maßnahmen* (3 ed.). Bern: Verlag Hans Huber.

Duden. (2012). Duden online. http://www.duden.de/rechtschreibung/Schmerz.

Ertug, N., & Ülker, S. (2012). The effect of cold application on pain due to chest tube removal. *Journal of Clinical Nursing, 21*(5-6), 784-790.

Fioravanti, A., Bellisai, B., Iacoponi, F., Manica, P., & Galeazzi, M. (2011). Phytothermotherapie in Osteoarthritis: A Randomized Controlled Clinical Trial. *The Journal of Alternative and Complementary Medecine, 17*(5), 407-412.

Fournier-Charriere, E., Ricard, C. H., Lassauge, F., Tourniaire, B., Cimerman, P., Turquin, P., . . . Carbajal, R. (2008). Espnic Sessions. Elaboration and Validation of Evendol: A Behavioural Pain Scale for Young Children Attending

the Accident and Emergency Department.
http://adc.bmj.com/cgi/content/meeting_abstract/93/2_MeetingAbstracts/espnic
8 (Stand: 12.06.2012).

Gélinas, C., Fillion, L., Puntillo, K. A., Viens, C., & Fortier, M. (2006). Validation of the
Critical-Care Pain Observation Tool in Adult Patients. *American Journal of
Critical Care, 15*(4), 420-427.

Herr, K., Coyne, P., Manworren, R., McCaffery, M., Merkel, S., Belosi-Kelly, J., & Wild,
L. (2006). Pain Assessment in the Nonverbal Patient: Position Statement with
Clinical Practice Recommendations. *Pain Management Nursing, 7*(2), 44-52.

Holen, J. C., Saltvedt, I., Fayers, P. M., Hjermstad, M. J., Loge, J. H., & Kaasa, S.
(2007). Doloplus-2, a valid tool for behavioural pain assessment? (Research
article). http://www.highbeam.com/doc/1G1-174348024.html (Stand:
12.06.2012).

Im, E. O., Lee, S. H., Liu, Y., Lim, H. J., Guevara, E., & Chee, W. (2009). A National
Online Forum on Ethnic Differences in Cancer Pain Experience.
http://www.ncbi.nlm.nih.gov/pmc/articles/PMC2668932/pdf/nihms100195.pdf
(Stand: 09.06.2012).

Johnson, M., Maas, M., & Moorhead, S. (Eds.). (2005). *Pflegeergebnisklassifikation
(NOC)*. Bern: Verlag Hans Huber.

Jordan, A. L., Becker, P., & Schmitt, G. (Eds.). (2009). *Checklisten Pflegeplanung* (2
ed.). München: Urban & Fischer GmbH.

Lee, J. E., Watson, D., & FreyLaw, L. A. (2010). Lower-Order Pain-Related Constructs
are More Predictive of Cold Pressor Pain Ratings than Higher-Order Personality
Traits. http://www.ncbi.nlm.nih.gov/pmc/articles/PMC2904871/?tool=pubmed
(Stand: 21.07.2012).

Ling, N. (2010). Snoezelen - Was ist das? http://www.snoezelen-zeit.de (Stand:
22.07.2012).

Mailis-Gagnon, A., Yegneswaran, B., Nicholson, K., Sakha, S. F., Papagapiou, M.,
Stelman, A. J., . . . Zurowski, M. (2007). Ethnocultural and sex characteristics of
patients attending a tertiary care pain clinic in Toronto, Ontario. *Pain Research
Management, 12*(2), 100-106.

Marco, C., Nagel, J., Klink, E., & Baehren, D. (2010). Factors associated with self-
reported pain scores among ED patients. *American Journal of Emergency
Medicine, 30*(2), 331-337.

McCaffery, R., & Locsin, R. (2006). The effect of music on pain and acute confusion in
older adults undergoing hip and knee surgery.
http://www.ncbi.nlm.nih.gov/pubmed/16974175 (Stand: 22.07.2012).

McGillion, M., Dubrowski, A., Stremler, R., Watt-Watson, J., Campbell, F., McCartny, C., . . . Silver, I. (2011). The Postoperative Pain Assessment Skills pilot trial. *The Journal of the Canadian Pain Society, 16*(6), 433-439.

Menche, N., Grunst, S., Klare, T., Lauster, M., Nüssler, H., Brandt, I., & Pschichholz, B. (Eds.). (2007). *Pflege heute. Lehrbuch für Pflegeberufe* (4 ed.). München: Urban & Fischer.

Mitchinson, A., Kim, H., Geisser, M., Rosenberg, J., & Hinshaw, D. (2008). Social Connectedness and Patient Recovery after Major Operations. *Journal of the American College of Surgeons, 206*(2), 292-300.

Nadler, S. F., Weingand, K., & Kruse, R. J. (2004). The Physiologic Basis and Clinical Applications of Cryotherapy and Thermotherapy for the Pain Practitioner. A Narrative Review. *Pain Physician, 7*(3), 395-399.

Nelson, J., Meier, D., Oei, E., Nierman, D., Senzel, R., Manfredi, P., . . . Morrison, R. (2001). Selv-reported symptom experience of critically ill cancer patients receiving intensive care. *Critical Care Medicine, 29*(2), 277-282.

Nilsson, U. (2008). The Anxiety- and Pain-Reducting Effects of Music Interventions: A Systematic Review. *AORN Journal, 87*(4), 780-807.

Nilsson, U., Rawal, N., & Unosson, M. (2003). A comparison of intra-operative or postoperative exposure to music - a controlled trial of the effects on postoperative pain. *Anaesthesia, 58*(7), 699-703.

Nohara, M., Momoeda, M., Kubota, T., & Nakabayashi, M. (2011). Menstrual Cycle and Manstrual Pain Problems and Related Risk Factors among Japanese Female Workers. *Industrial Health, 49*(2), 228-234.

Osterbrink, J. (2006). Fachbeitrag. Schmerzmanagement in der Pflege. http://ögkv.net/fileadmin/docs/OEPZ_2006/12/osterbrink.pdf (Stand: 21.07.2012).

Osterbrink, J., Schüßler, N., & Gnass, I. (2012). Aktualisierter Expertenstandard. Schmerzmanagement in der Pflege bei akuten Schmerzen - Was ist neu? *Die Schwester Der Pfleger, 51*(4), 336-341.

Raftery, M. N., Ryan, P., Normand, C., Murphy, A. W., DeLaHape, D., & McGuire, B. E. (2012). The Economic Cost of Chronic Noncancer Pain in Ireland: Results From the PRIME Study, Part 2. *The Journal of Pain, 13*(2), 139-145.

Reinhold, P. (2010). Schmerztherapie bei traumatologischen Notfällen. In F. Ebinger (Ed.), *Schmerzen bei Kindern und Jugendlichen* (pp. 255-258). Stuttgart: Georg Thieme Verlag KG.

Schoberer, D., Uhl, C., Schaffer, S., Semlitsch, B., Haas, W., & Schrempf, S. (2011). Anwendung von Aromapflege in der klinischen Praxis: Eine systematische Übersichtsarbeit. *Procare, 16*(10), 9-17.

Schofield, P. (2002). Evaluating Snoezelen for relaxation within chronic pain management. *British Journal of Nursing, 11*(12), 812-821.

Seers, K., & Carroll, D. (1998). Relaxation techniques for acute pain management: a systematic review. *Journal of Advanced Nursing, 27*(3), 812-821.

Shertzer, K. E., & Keck, J. F. (2001). Music and the PACU environment. *Journal of PeriAnesthesia Nursing, 16*(2), 90-102.

Shin, Y. S., Lim, N. Y., Yun, S. C., & Park, K. O. (2009). A randomized controlled trial of the effects of cryotherapy on pain, eyelid oedema and facial ecchymosis after craniotomy. *Journal of Clinical Nursing, 18*(21), 3029-3036.

VanTulder, M. W., Ostello, R., Vlaeyen, J. W. S., Linton, S. J., Morley, S. J., & Assendelft, W. J. J. (2001). Behavioral Treatment for Chronic Low Back Pain: A Systematic Review Within the Framework of teh Cochrane Back Review Group. *Spine, 26*(3), 270-281.

Vincent, E., Battisto, D., Grimes, L., & McCubbin, J. (2010). The effects of nature images on pain in a simulated hospital patient room. http://www.ncbi.nlm.nih.gov/pubmed/21165860 (Stand: 08.06.2012).

Voepel-Lewis, T., Zanotti, J., Dammeyer, J. A., & Merkel, S. (2010). Reliability and Validity of the Face, Legs, Activity, Cry, Consolability Behavioral Tool in Assessing Acute Pain in Critically Ill Patients. *American Journal of Critical Care, 19*(1), 55-61.

Walch, J., Rabin, B., Day, R., Williams, J., Choi, K., & Kang, J. (2005). The Effect of Sunlight on Postoperative Analgesic Medication Use: A Prospective Study of Patients Undergoing Spinal Surgery. *Psychosomatic Medicine, 67*(1), 156-163.

BEI GRIN MACHT SICH IHR WISSEN BEZAHLT

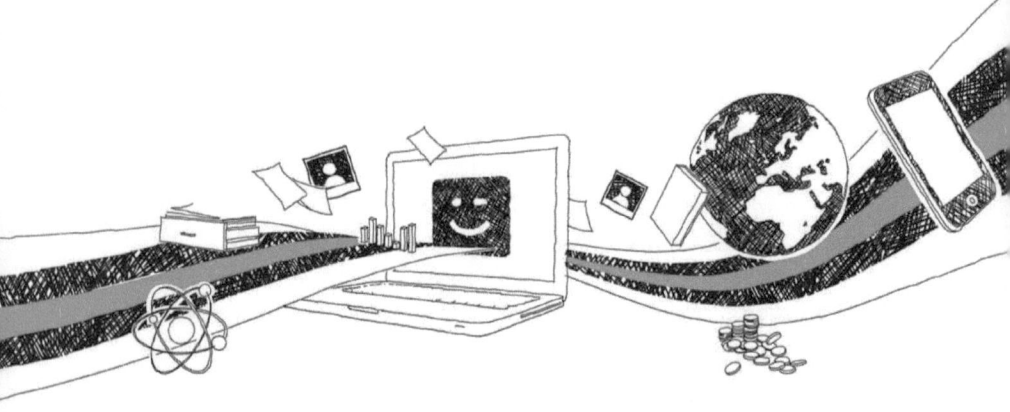

- Wir veröffentlichen Ihre Hausarbeit, Bachelor- und Masterarbeit

- Ihr eigenes eBook und Buch - weltweit in allen wichtigen Shops

- Verdienen Sie an jedem Verkauf

Jetzt bei www.GRIN.com hochladen und kostenlos publizieren

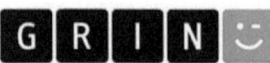